FUNDAMENTOS EN MEDICINA:

Hernia diafragmática congénita; marcadores pronósticos, morbilidad y mortalidad en un hospital de nivel III

© FUNDAMENTOS EN MEDICINA: Hernia diafragmática congénita; marcadores pronósticos, morbilidad y mortalidad en un hospital de nivel III.

© Rosa María Fernández Martínez; Marien Lisón Pérez; María Dolores Sánchez Hidalgo; Rosa Ruiz García; Celia Gil Gómez; Ana María Reche Rodríguez; Léa Lagrange.

ISBN papel: 978-84-685-8528-4

ISBN ebook: 978-84-685-8529-1

1ª EDICIÓN

Septiembre 2024

Impreso en España

Editado por Asociación Murciana de Desarrollo Profesional de las Profesiones Sanitarias

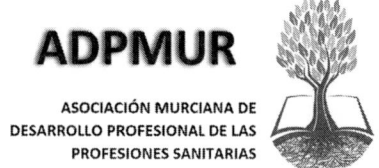

ADPMUR

ASOCIACIÓN MURCIANA DE
DESARROLLO PROFESIONAL DE LAS
PROFESIONES SANITARIAS

9 788468 585284

Autores:

Rosa María Fernández Martínez

- Graduada en Medicina por la Universidad Miguel Hernández de Elche
- Médico especialista en Medicina Familiar y Comunitaria
- Máster en Prevención de Riesgos Laborales de la Universidad Miguel Hernández de Elche

Marien Lisón Pérez

- Graduada en Medicina por la Universidad de Murcia
- Médico especialista en Medicina Familiar y Comunitaria

María Dolores Sánchez Hidalgo

- Graduada en Medicina por la Universidad de Murcia
- Médico Interno Residente de Medicina Familiar y Comunitaria.
- Máster en prevención de Riesgos laborales de la Universidad Miguel Hernández de Elche

Rosa Ruiz García

- Graduada en Medicina por la Universidad de Murcia.
- Especialista en medicina familiar y comunitaria
- Máster en medicina de urgencias y emergencias de la universidad Católica San Antonio de Murcia

Celia Gil Gómez

- Graduada en Medicina por la Universidad de Murcia

- Médico especialista en Medicina Familiar y Comunitaria

- Máster en Urgencias y Emergencias de la Universidad Católica San Antonio de Murcia

- Máster en Prevención de Riesgos Laborales de la Universidad Miguel Hernández de Elche

- Máster en Medicina Clínica (Intensivo) de la Universidad Camilo José Cela de Madrid

- Máster de formación permanente en Medicina y Cirugía Estética de la Universidad Católica San Antonio de Murcia

Ana María Reche Rodríguez

- Graduada en Medicina por la Universidad de Murcia

- Médico especialista en Medicina Familiar y Comunitaria

- Máster en Urgencias y Emergencias de la Universidad Católica San Antonio de Murcia

- Máster en Prevención de Riesgos Laborales de la Universidad Miguel Hernández de Elche

Léa Lagrange

- Graduada en Medicina por la Universidad de Murcia.

- Especialista en Medicina Familiar y Comunitaria.

- Máster en Urgencias y Emergencias de la Universidad Católica San Antonio de Murcia.

"El buen médico trata la enfermedad; el gran médico trata al paciente que tiene la enfermedad."

William Osler

Prólogo de la colección

En Ciencias de la Salud nos encontramos con diferentes situaciones en cada momento, situaciones a las cuales hay que dar respuesta de forma rápida y efectiva, ya que como profesionales buscamos la excelencia en los cuidados que proporcionamos tanto de nuestros pacientes como a la población.

Por este motivo presentamos esta colección de FUNDAMENTOS EN MEDICINA, que desde una perspectiva práctica desarrollamos una serie de aspectos básicos y actualizaciones para el FACULTATIVO SANITARIO ESPECIALISTA.

Esta obra está coordinada, revisada y validada con **ref. 2024/1034** por un panel de expertos de la Sociedad Científica **ADPMUR, Asociación Murciana de Desarrollo Profesional de las Profesiones Sanitarias** bajo el número de inscripción 14.112/1a, entre cuyos fines está el difundir y promocionar el desarrollo profesional continuo mediante la formación continuada en las profesiones sanitarias.

En ningún momento nuestras pretensiones son sustituir los manuales existentes ni hacer propias las fuentes utilizadas, sino disponer de una guía para la mejora de nuestro desempeño en el trabajo.

Quisiera agradecer personalmente a todos los autores que han participado en la colección ya que han realizado un trabajo envidiable y los animo a continuar en esta dirección.

Presidente de ADPMUR / Coordinador
de la colección
Juan A. Flores Martín

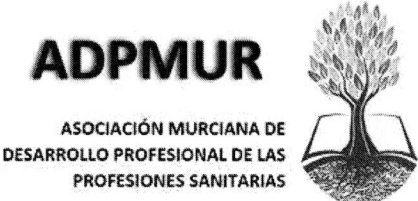

ADPMUR

ASOCIACIÓN MURCIANA DE
DESARROLLO PROFESIONAL DE LAS
PROFESIONES SANITARIAS

ÍNDICE

RESUMEN

Introducción: La hernia diafragmática congénita (HDC) es una malformación

pleuroperitoneal grave debida a una discontinuidad del diafragma que permite la

herniación de vísceras abdominales hacia la cavidad torácica. Ello da lugar al desarrollo

de hipoplasia e hipertensión pulmonar (HP), lo que condiciona en gran medida el

pronóstico, si bien otros factores también han sido han sido relacionados.

Material y Métodos: Realizamos un estudio retrospectivo que incluye a 20

pacientes con HDC ingresados en la Unidad de Cuidados Intensivos Neonatales (UCIN)

del Hospital General Universitario de Alicante (HGUA) entre enero de 2008 y diciembre

de 2018, mediante revisión de historias clínicas. Estudiamos el impacto de posibles

marcadores pronósticos (polihidramnios, diagnóstico prenatal, herniación hepática,

herniación de estómago, hipoplasia pulmonar e HP) en la mortalidad y morbilidad.

También realizamos descripción de antecedentes gestacionales y procedimientos

médico-quirúrgicos realizados, así como las tasas de morbilidad y mortalidad de nuestra

serie.

Resultados: Se observó una menor tasa de mortalidad (10%) respecto a la

literatura (30%). El diagnóstico prenatal y la detección de polihidramnios aumentaron

las probabilidades de éxitus. Se observaron malformaciones asociadas en el 45% de los

casos, las más frecuentes fueron las de tipo digestivo (35%). Observamos una tasa de

complicaciones similar a la literatura (75%), las más frecuentes fueron las de tipo

cardiovascular (75%), seguidas de las de tipo respiratorio (65%). La herniación hepática duplicó el riesgo de complicaciones. El diagnóstico prenatal, así como la herniación

hepática y/o de estómago se asociaron a una mayor probabilidad de enfermedad

pulmonar crónica (EPC).

Conclusión: La HDC es una importante patología médico-quirúrgica neonatal en

la que es importante conocer la casuística de nuestra unidad, estudiar los factores

pronósticos y establecer líneas de mejora en su manejo y atención.

ABSTRACT

Background: The congenital diaphragmatic hernia is a severe pleuroperitoneal malformation due to a discontinuity of the diaphragm that allows herniation of abdominal viscera into the thoracic cavity. This leads to the development of hypoplasia and pulmonary hypertension, which greatly conditions the prognosis, although other factors have also been related.

Material and Methods: We made a retrospective study that included 20 patients with CDH admitted to the Neonatal Intensive Care Unit of the General University Hospital of Alicante between January 2008 and December 2018, by reviewing clinical histories. We studied the impact of possible prognostic markers (polyhydramnios, prenatal diagnosis, hepatic herniation, stomach herniation, pulmonary hypoplasia and pulmonary hypertension) on mortality and morbidity. We also made a description of the gestational history and medical-surgical procedures carried out, as well as the morbidity and mortality rates of our series.

Results: A lower mortality rate was observed (10%) compared to the literature (30%). Prenatal diagnosis and detection of polyhydramnios increased the probabilities of death. Associated malformations were observed in 45% of the cases, the most frequent were those of the digestive type (35%). We observed a complication rate similar to the literature (75%), the most frequent were those of cardiovascular type (75%), followed by those of the respiratory type (65%). Liver herniation doubled the risk of complications. Prenatal diagnosis as well as liver or stomach herniation were associated with a higher probability of chronic lung disease.

Conclusions: The HDC is an important neonatal medical-surgical pathology in which it is important to know the casuistry of our unit, to study the prognostic factors and to establish lines of improvement in its management and attention.

INTRODUCCIÓN

La hernia diafragmática congénita (HDC), es una malformación pleuroperitoneal grave que condiciona una discontinuidad del diafragma que permite la herniación de vísceras abdominales hacia la cavidad torácica dando lugar a hipoplasia e hipertensión pulmonar (HP), entre otras. Esta patología tiene un espectro de gravedad variable, que puede tener desde un carácter leve hasta hacerse incompatible con la vida. Esto depende de varios factores como la edad gestacional en la que se produce la herniación, el tamaño del defecto, el tipo de vísceras herniadas, el grado de hipoplasia pulmonar [1,2,3,4], lo que compromete el desarrollo pulmonar y genera hipoplasia pulmonar e hipertensión pulmonar (HP). Estos factores afectan significativamente el pronóstico de los pacientes.

La hernia diafragmática congénita (HDC) es una malformación que ocurre en aproximadamente 1 de cada 2,500 a 5,000 nacidos vivos, siendo una de las patologías más graves en neonatología. Según se refiere en la literatura[3,5], la incidencia global se estima en 1 cada 3000 nacidos vivos, sin tener en cuenta las interrupciones del embarazo y las muertes fetales[6], lo que significa que en España se producen unos 100 casos nuevos al año.

La HDC se presenta con una localización izquierda en el 80-85% de los casos, derecha en el 10-15% y de forma bilateral en menos del 2% de los casos. La herniación suele afectar a los segmentos posterolaterales del diafragma, lo que se conoce como hernia de Bochdalek. La afectación anterior conocida como hernia de Morgagni, o la localización central son inusuales [3]. Los defectos en el desarrollo pulmonar son más

graves de forma ipsilateral, pero también pueden afectar al pulmón contralateral [1].

Además, se asocia a anomalías cromosómicas (trisomía 21, 13 y 18) y malformaciones

congénitas [3], sobre todo cardiovasculares, del sistema nervioso central, renales y

gastrointestinales con una frecuencia del 25-57%.

Los avances médicos y tecnológicos acontecidos en las últimas décadas, como el

diagnóstico prenatal[7], las intervenciones prenatales y la asistencia e intervenciones

neonatales, han aumentado de forma considerable la supervivencia. Pero a pesar de

ello, la mortalidad de la HDC se mantiene en cifras en torno al 30%. Cuando se asocia a

otras malformaciones puede alcanzar el 90%. Gracias a los avances en el diagnóstico

prenatal, particularmente mediante el uso de ecografía y resonancia magnética fetal, es

posible identificar la HDC y evaluar la gravedad de la hipoplasia pulmonar. Uno de los

indicadores clave es el "Lung-to-Head Ratio" (LHR), utilizado para estimar el desarrollo

pulmonar y predecir la supervivencia neonatal. Además, se han investigado técnicas

fetales como la oclusión traqueal endoscópica (FETO), que busca mejorar la expansión

pulmonar y optimizar el pronóstico en casos severos.

A pesar de estos avances, la mortalidad neonatal por HDC sigue siendo elevada,

situándose entre el 30% y el 50%, dependiendo de la gravedad de las malformaciones

asociadas y la calidad del manejo médico y quirúrgico. La terapia neonatal ha mejorado

significativamente con la introducción de la ventilación de alta frecuencia, el óxido

nítrico inhalado y, en casos graves, la oxigenación por membrana extracorpórea (ECMO).

Sin embargo, la presencia de hipertensión pulmonar persistente sigue siendo uno de los principales factores de riesgo para la mortalidad .

Así mismo, esta patología asocia una elevada morbilidad, la cual va a condicionar en gran parte el pronóstico a corto plazo [1].

Según los estudios revisados, entre las variables más importantes para predecir el pronóstico a nivel individual, destacan las siguientes: tipo de órganos herniados (presencia de estómago o hígado), cociente "Lung to Head Ratio" (LHR) menor de 1, relación entre LHR observada y esperada (índice LHR O/E) <30%, polihidramnios, hydrops fetal, diagnóstico precoz en gestación (antes de la semana 25), y sobre todo grado de HP y de hipoplasia pulmonar [7].

La terapia fetal en los casos de peor pronóstico, mediante el uso de un balón endotraqueal, puede mejorar la hipoplasia pulmonar asociada y es una alternativa terapéutica que se aplica en situaciones concretas, aunque todavía existe controversia sobre su eficacia [3,6].

Este trabajo tiene como objetivo el estudio de los casos de HDC ingresados en la Unidad de Cuidados Intensivos Neonatales (UCIN) del Hospital General Universitario de Alicante (HGUA) en los últimos 11 años. Para ello, se han revisado las historias clínicas de los pacientes de una forma retrospectiva y se ha realizado una recogida sistemática de información de las diferentes variables seleccionadas (características de la población y de la lesión, manejo médico-quirúrgico y evolución a corto y medio plazo).

Este estudio descriptivo tiene como objetivos:

1.   Estudio de los marcadores pronósticos más relevantes, así como su impacto en la mortalidad y morbilidad de los recién nacidos (RN) con diagnóstico de HDC ingresados en la UCIN del HGUA desde enero de 2008 a diciembre de 2018.

2.   Estudio de la mortalidad y morbilidad presentada por estos niños durante su curso evolutivo intrahospitalario.

3.   Estudio de los antecedentes gestacionales, periodo perinatal inmediato y procedimientos médico-quirúrgicos que se realizaron a estos RN con el fin de mejorar el diagnóstico y el tratamiento médico-quirúrgico de los mismos e intentar aumentar la supervivencia con la menor morbilidad y secuelas posibles.

MATERIAL Y MÉTODOS

Diseño

Estudio observacional descriptivo retrospectivo aprobado por Comité de Ética del HGUA (27 febrero 2019) y el Comité de Investigación del Instituto de Investigación Sanitaria y Biomédica de Alicante (ISABIAL)-Fisabio con fecha 20 marzo 2019.

Población

Los pacientes seleccionados fueron todos aquellos RN con diagnóstico de HDC ingresados en la UCIN del HGUA entre el 01/01/2008 y el 31/12/2018.

Se excluyen del estudio aquellos neonatos en los que no se confirma el diagnóstico de HDC.

Material

Este estudio ha utilizado los informes de alta de los RN ingresados en la UCIN del HGUA diagnosticados de HDC desde el 01/01/2008 hasta el 31/12/18 para la obtención de forma retrospectiva de variables del período neonatal y de la evolución intrahospitalaria, las cuales fueron incluidas en una hoja de recogida diseñada para ello y posteriormente se incorporaron en una base de datos del programa SPSS.

Métodos

Este estudio retrospectivo incluyó a 20 pacientes con diagnóstico de HDC que fueron ingresados en la Unidad de Cuidados Intensivos Neonatales (UCIN) entre enero de 2008 y diciembre de 2018. Se recopilaron datos de los expedientes clínicos de los pacientes, incluyendo las características prenatales, perinatales, las intervenciones quirúrgicas y la evolución clínica.

Las principales variables estudiadas fueron:

- Diagnóstico prenatal (sí/no).

- Herniación hepática o gástrica.

- Presencia de malformaciones asociadas.

- Mortalidad intrahospitalaria.

- Complicaciones postoperatorias (cardiovasculares, respiratorias y digestivas).

Los datos fueron analizados utilizando el programa IBM-SPSS versión 25. Se emplearon pruebas estadísticas para determinar las asociaciones entre variables pronósticas (herniación hepática, diagnóstico prenatal) y resultados clínicos (mortalidad, complicaciones). Se consideró un valor de $p < 0,05$ como estadísticamente significativo

A partir de la revisión de dichos informes de alta se han recogido y estudiado los parámetros prenatales (polihidramnios, LHR), perinatales (características de la reanimación neonatal), desarrollo somático (mediante las variables antropométricas: peso, talla, perímetro cefálico) y datos de exploración física y malformaciones asociadas de estos RN. También se han analizado los resultados de los estudios radiológicos y de ecocardiografía, así como los procedimientos médico-quirúrgicos realizados antes, durante y después de la cirugía. Por último, se han examinado las morbilidades detectadas en la evolución clínica, y su posible relación con factores de riesgo como son diagnóstico anterior a las 25 semanas de gestación, polihidramnios, índice LHR menor de 1, herniación del hígado y/o del estómago, HTP e hipoplasia pulmonar.

Variables

Variables explicativas

-   **Variables identificativas:** fecha de nacimiento, fecha de alta, edad al diagnóstico, edad al ingreso en UCIN, lugar de nacimiento.

-   **Antecedentes prenatales y familiares:** polihidramnios, LHR, edad materna, enfermedad materna, fármacos consumidos por la madre durante la gestación

-   **Antecedentes perinatales:** edad gestacional, sexo, tipo de reanimación, puntuación de Apgar 1/5 minutos, antropometría al nacimiento (peso, perímetro cefálico, longitud, percentiles y z-score de los mismos).

-   **Variables de diagnóstico:** datos de exploración física (tonos apagados, hipoventilación ipsilateral, abdomen excavado), malformaciones asociadas (cardiacas, renales, digestivas, SNC, deformidades torácicas), cromosomopatías, equilibrio ácido-base, estudios de imagen (radiografía tórax-abdomen y ecocardiografía).

-   **Procedimientos médicos previos y posteriores a cirugía:** sedoanalgesia, tipo y calidad ventilación mecánica, oxigenoterapia, administración de inotrópicos, milrinona, hidrocortisona, óxido nítrico inhalado, oxigenación por membrana extracorpórea (ECMO) y transfusión de hemoderivados.

11

- **Procedimiento quirúrgico**: abordaje quirúrgico, tipo de intervención.

Variables de resultado

- **Mortalidad.**

- **Morbilidades.** Se consideran complicaciones la presencia de cualquiera de las siguientes:

  - <u>Respiratorias:</u> neumotórax, quilotórax, derrame pleural y Enfermedad Pulmonar Crónica (EPC).

  - <u>Cardiovasculares:</u> derrame pericárdico, hipotensión arterial, HP.

  - <u>Infecciosas:</u> sepsis.

  - <u>Hematológicas:</u> anemia.

  - <u>Sistema Nervioso Central (SNC):</u> hemorragia cerebral, leucomalacia periventricular.

  - <u>Digestivas:</u> enfermedad por reflujo gastroesofágico (ERGE), colestasis.

<u>Análisis de los datos</u>

Para realizar el análisis descriptivo, se determinaron frecuencias absolutas y relativas en porcentaje para cada una de las categorías de las variables. Para las variables cuantitativas se realizó la prueba de normalidad de Kolmogorov-Smirnov y, según su distribución, se determinaron la media y desviación estándar (DE) para variables paramétricas y la mediana y rango intercuartílico para variables no paramétricas. Se realizó un estudio de asociación entre variables explicativas (edad al diagnóstico, polihidramnios, herniación hepática y herniación de estómago) y cada una de las

12

variables de resultado (éxitus, complicaciones postquirúrgicas y displasia broncopulmonar/EPC) mediante el test exacto de Fisher; y para cuantificar la magnitud de la asociación se calculó el riesgo relativo con intervalo de confianza del 95%. En todos los contrastes de hipótesis se utilizó un nivel de significación estadística de $p < 0,05$. Para realizar el análisis estadístico se utilizó el programa IBM-SPSS v.25.

RESULTADOS

Se incluyeron en el estudio 20 recién nacidos con HDC, de los cuales el 70% eran varones y el 30% mujeres. La edad gestacional media fue de 38,4 semanas, con un rango de 33 a 41 semanas. El 25% de los casos fueron diagnosticados prenatalmente, mientras que el 75% fue diagnosticado postnatalmente.

La mortalidad en nuestra serie fue del 10%, considerablemente inferior a la media reportada en la literatura. Este hecho puede atribuirse a la intervención quirúrgica precoz y a la mejora en el manejo respiratorio de los pacientes, en especial con el uso de ventilación mecánica de alta frecuencia y soporte con óxido nítrico inhalado.

En cuanto a las malformaciones asociadas, el 45% de los pacientes presentaba alguna anomalía adicional, siendo las más frecuentes las digestivas (35%), como la malrotación intestinal y el onfalocele. Las malformaciones cardíacas se observaron en un 25%, destacando la válvula aórtica bicúspide y los defectos septales.

El 75% de los neonatos presentó complicaciones postoperatorias, siendo las más comunes las cardiovasculares (75%) y respiratorias (65%). Las complicaciones respiratorias incluyeron neumotórax y enfermedad pulmonar crónica (EPC), que se diagnosticó en el 40% de los pacientes. La herniación hepática duplicó el riesgo de desarrollar complicaciones severas, mientras que la herniación de estómago también se asoció a un peor pronóstico respiratorio .

Ahora vamos a verlo con más detalle:

Resultados epidemiológicos

Se incluyeron en el estudio 20 RN ingresados en la UCIN del HGUA entre el 01/01/2008 y el 31/01/2018 con diagnóstico de HDC, lo que supone una incidencia de 2,18 casos-año y 2 casos por 10.000 recién nacidos vivos. El 70% de los ingresados fueron varones frente al 30% que fueron mujeres. La edad gestacional media de estos RN fue de 38,4 ± 2,1 semanas, con un rango entre 33+4 semanas y 41 semanas. El peso medio al nacimiento fue de 3081,25 gramos (±574,64), con un rango entre 1620 gramos y 4115 gramos. El percentil medio de peso fue de 48,85 (±30,39) y el Z score medio de -0,0265 (±1,18). El 75% de ellos fueron RN adecuados a la edad gestacional (AEG), el 10% fueron pequeños para la edad gestacional (PEG) y el 15% grandes para la edad gestacional (GEG).

El diagnóstico fue postnatal en el 75% de los casos, en la mayoría en el primer día de vida (55%).

Respecto a su estancia en UCIN, la edad media al ingreso fue de 3,6 días (±8,3). *Ver tabla 1.*

Tabla 1. Características epidemiológicas n = 20 (%)	
Sexo	
Varones (%)	14 (70)
Mujeres (%)	6 (30)
Edad gestacional (semanas)	
Media ± SD	38,4 ± 2,1
< 37semanas	2 (10)
Peso al nacimiento (g)	
Media ± SD	3081 ± 574
Percentil medio	48,8 ± 30
Z-score medio	-0,026 ± 1,1
< 2500g	2 (20)
PEG (%)	5 (25)
GEG (%)	3 (15)
Edad al diagnóstico	
Prenatal (%)	5 (25)
Postnatal (%)	15 (75)
Edad media al ingreso en UCIN	3,6 días ± 8,3
Procedencia	
Propio hospital (%)	4 (20)
Otros hospitales (%)	16 (80)
Reanimación	
Oxígeno a PP (%)	12 (80)
Intubación (%)	10 (50)
Masaje cardíaco (%)	2 (10)
Adrenalina (%)	1 (5)
Puntaje de Apgar	
Al 1 minuto ± DE	7,45 ± 1,7
A los 5 minutos ± DE	8,45 ± 1,7

El 80% de estos niños nacieron en otros hospitales de la provincia y fueron

trasladados hasta el HGUA para su tratamiento quirúrgico. *Ver tabla 2.*

Tabla 2: Distribución de Hospitales de origen de los RN con diagnóstico de Hernia Diafragmática Congénita n=20 (%)

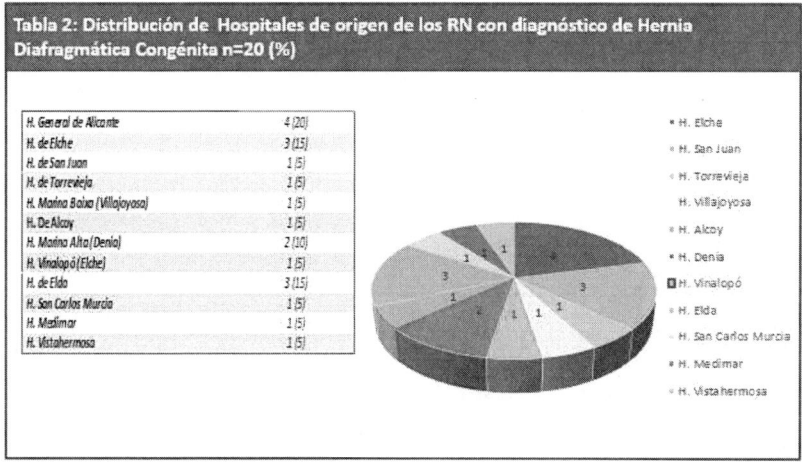

H. General de Alicante	4 (20)
H. de Elche	3 (15)
H. de San Juan	1 (5)
H. de Torrevieja	1 (5)
H. Marina Baixa (Villajoyosa)	1 (5)
H. De Alcoy	1 (5)
H. Marina Alta (Denia)	2 (10)
H. Vinalopó (Elche)	1 (5)
H. de Elda	3 (15)
H. San Carlos Murcia	1 (5)
H. Maximar	1 (5)
H. Vistahermosa	1 (5)

- H. Elche
- H. San Juan
- H. Torrevieja
- H. Villajoyosa
- H. Alcoy
- H. Denia
- H. Vinalopó
- H. Elda
- H. San Carlos Murcia
- H. Medimar
- H. Vistahermosa

En el periodo neonatal inmediato, 12 casos (60%) precisaron reanimación en la

sala de partos. La reanimación consistió en oxígeno con presión positiva en 11 casos

(55%), intubación endotraqueal en 10 casos (50%), masaje cardíaco en 2 casos (10%) y

adrenalina en 1 caso (5%). El test de Apgar en el minuto 1 mostró un valor medio de 7,45

(± 1,72) rango e intervalo 4-9 puntos. El 65% obtuvo una puntuación mayor o igual a 7

puntos, considerada en el intervalo normal y el 35% restante se clasificó en el grupo

depresión moderada (puntuación índice de Apgar entre 4-6 puntos). No hubo ningún

caso en el grupo considerado como grave. El test de Apgar en el minuto 5 mostró una

media de 8,45 (±1,79) rango e intervalo 4-10. El 80% de los niños se clasificaron en el

17

grupo con puntuación igual o mayor a 7 puntos, considerado normal y el 20% restante como depresión moderada. *Ver tabla 1.*

Resultados de diagnóstico

Estudios complementarios

En los estudios de imagen se constató el defecto diafragmático con localización izquierda en el 70% de los casos e hipoplasia pulmonar en el 85%.

Se realizó una ecografía cardiaca en el 94,7% de los pacientes. No se obtuvo en ningún caso el índice LHR. Se objetivó HP por insuficiencia tricuspídea (IT) en el 40% de los casos. Otros datos como la fracción de eyección, la fracción de acortamiento y el diámetro del ventrículo izquierdo (VI) no fueron recogidos en el informe de alta.

El 45% presentó malformaciones asociadas. Las malformaciones del aparato digestivo fueron las más frecuentes (35%) observándose en 8 casos: malrotación intestinal en 5 casos (62,5%), divertículo de Meckel en 1 caso (12,5%), onfalocele en 1 caso (12,5%), y atresia intestinal en 1 caso (12,5%). Las malformaciones cardiacas estuvieron presentes en 5 casos (25%), objetivándose: válvula aórtica bicúspide en 2 casos (40%), CIA en 2 casos (40%) e insuficiencia mitral y tricuspídea en 1 caso (20%). En el 5% se detectó una deformación torácica, concretamente pectus excavatum. Ningún paciente presentó malformaciones del SNC, renales ni

cromosomopatías. *Ver tabla 3.*

Tabla 3: Malformaciones asociadas n = 20 (%)	
Malformaciones digestivas (%)	*8 (35%)*
Malrotación intestinal	*5*
Divertículo de Meckel	*1*
Onfalocele	*1*
Atresia Intestinal	*1*
Malformaciones cardiacas (%)	*5 (25%)*
Válvula aórtica bicúspide	*2*
CIA	*2*
Insuficiencia mitral/tricuspidea	*1*
Malformación Torácica (%)	*1 (5%)*
Pectus excavatum	*1*
Malformaciones SNC (%)	*0 (0%)*
Malformaciones renales (%)	*0 (0%)*
Cromosomopatías	*0 (0%)*

Resultados de tratamiento

Tratamiento médico

En cuanto al manejo en la UCIN antes de la cirugía recibieron ventilación

mecánica no invasiva (VMNI) antes de la ventilación invasiva (VMI) un 5% de los

pacientes. La duración media de la VMI fue de 0,98 días (±0,34) en su mayoría modalidad

convencional (media 0,88±0,45). La ventilación de alta frecuencia (VAFO) fue utilizada

una media de 0,15 días (±0,36), lo que se traduce a 3,6 horas (±0,015). El 55% de los

pacientes precisó oxigenoterapia, y la duración media de la misma fue 0,8 días (±0,44),

es decir 19,2 horas (±10,5). La FiO_2 máxima alcanzada fue del 37,6% (±25,07). Recibieron

sedación el 100% de los neonatos.

En el período postquirúrgico la duración media de la ventilación mecánica fue

de 10,28 días (DE±24,12). Si en nuestro análisis excluimos un caso correspondiente a una niña con síndrome polimalfomativo complejo, estos resultados se reducen a una duración media de 4,71 (±4,9) días La ventilación convencional se administró una media de 9,28 días (±23,) que, en el caso de excluir el caso comentado, se reduce a 3,7 días (±2,6). La VAFO fue utilizada una media de 0,89 días (±2,4) que se traduce a 21,3 horas (±59,76), siendo de 0,78 días (±2,4) al excluir el caso comentado. El 66,7% de los pacientes precisó oxigenoterapia, y la duración media de la misma fue 3,6 días (±7,4). Recibieron oxígeno con FiO_2 >30% una media de 1,56 ± 4,7 días. La FiO_2 máxima alcanzada tras la cirugía fue del 46,2% (±27,6). El valor medio de la presión media de la vía aérea (MAP) máxima alcanzada fue de 12,5 ± 3,5 cmH_2O. Tras la VMI, un 38,9% continuó con VMNI. En el 95% de ellos se administró sedoanalgesia.

En cuanto a los tratamientos empleados, el 45% de ellos precisaron tratamiento inotrópico: dopamina (15%), dobutamina (10%) y triple terapia con adrenalina, dopamina y dobutamina (20%). Otros fármacos utilizados fueron: hidrocortisona (15%), carga de volumen con fisiológico (40%) y milrinona (5%), con una duración media de 2,33 días (DE±4,04). Recibieron óxido nítrico un 25% de los casos con una duración media de 2 días (DE±1,26). La ECMO no fue utilizada en ninguno de los casos.

Respecto a las transfusiones de hemoderivados, se transfundió plasma en el 5%, concentrado de hematíes en el 20% y la transfusión de ambos hemoderivados en el 11,8%. El 58,8% de los casos no necesitó ninguna transfusión. *Ver tabla 4.*

Tabla 4: Tratamientos administrados en UCIN a los RN con diagnóstico de HDC n = (%)	
Ventilación Mecánica n (%)	20 (100)
Antes de la Cirugía (n=20)	
• Ventilación no invasiva n (%)	1 (5)
• Ventilación Invasiva n (%)	19 (95)
• Ventilación invasiva duración m ± DE	0,98 ± 0,34
• Ventilación convencional duración m ± DE	0,88 ± 0,45
• VAFO[1] duración m ± DE	0,15 ± 0,36
• Oxigenoterapia duración m ± DE	0,8 ± 0,44
• Oxigenoterapia (FiO2 máxima) ± DE	37,8 ± 0,80
Después de la Cirugía (n=19/18) [1]	
• Ventilación invasiva n=19 (%)	19 (100)
• Ventilación invasiva duración (n=19 ± DE	10,28 ± 24,12
• Ventilación invasiva duración (n=18) m ± DE	4,71 ± 4,94
• Ventilación convencional duración (n=19) ± DE	9,28 ± 23,5
• Ventilación convencional duración (n= 18) ± DE	3,72± 2,65
• VAFO duración m ± DE (n=19)	0,89 ± 2,49
• VAFO duración m ± DE (n=18)	0,78 ± 2,48
• Oxigenoterapia duración m ± DE (n=19)	3,67 ± 7,41
• Oxigenoterapia duración m ± DE (n=18)	3,67± 7,41
• Oxigenoterapia (FiO$_2$ máxima) (n=19)	46,22 ± 27,49
• Oxigenoterapia n= 19 (%)	66,70%
• Oxigeno >30% duración-días (n=19)	1,56 ± 4,77
• MAP máxima (n=2)	12,5 ± 3,5
• Ventilación no invasiva (n=19)	38,90%
Sedación n=20 (%)	
Antes de la cirugía	20 (100)
Después de la cirugía	19 (95%)
Óxido Nítrico n=20 (%)	5 (25)
Duración días	2 (± 1,26)
Inotrópicos n=20 (%)	9 (45)
Dopamina	3 (15)
Dobutamina	2 (10)
Dopamina+ Dobutamina+ Adrenalina	4 (20)
Milrinona n=20 (%)	1 (5)
Duración días	2,33 (± 4,04)
Hidrocortisona n=20 (%)	3 (15)
Carga de Volumen (SF)[2] n=20 (%)	8 (40)
Hemoderivados n=17	7 (41,2)
Concentrado hematíes	4 (23,5)
Plasma	1 (5,9)
Ambos	2 (11,8)
Antibióticos > 3 días n=20 (%)	9 (45)
[1] n= 19 si es excluido el caso nº 9 correspondiente a un síndrome polimalformativo [2] SF= suero fisiológico	

Tratamiento quirúrgico

En referencia a los datos quirúrgicos intraoperatorios, se encontró que la edad media de los RN en el momento de la cirugía fue de 108,68 horas (±208,15), es decir 4,5 días (±8,6 días) de forma que el tiempo medio transcurrido entre el diagnóstico y la intervención fue de 12,5 horas (±9,55). La cirugía fue reparadora en el 95%. Los abordajes quirúrgicos fueron mediante: toracoscopia (35,3%), toracotomía (29,4%), laparotomía (29,4%) y, toracoscopia y laparotomía en el mismo paciente (5,9%). Se dejó drenaje torácico tras la cirugía en el 25% de los casos. La cirugía se afrontó con un cierre simple en el 94,1% frente a la aplicación de un parche quirúrgico solo en el 5,9% de las ocasiones.

En cuanto al contenido herniado en la cavidad torácica, se halló: intestino delgado (100%), hígado (26,7%), estómago (26,7%), bazo (26,7%), riñón (26,7%) y colon (73,3%). *Ver tabla 5.*

Tabla 5: Características de la HDC n = 20 (%)	
Localización de la hernia n=20 (%)	
Izquierda	14 (70)
Derecha	6 (30)
Hipoplasia pulmonar n=20	17 (85)
Hipertensión pulmonar n=20 (%)	8 (40)
Edad en el momento de la cirugía	4,5 (±8,6) días
Tiempo medio entre Dx-IQ	12,5 (±9,55) h
Contenido de la Hernia n=15 (%)	
Intestino delgado	15 (100)
Hígado	5 (26,7)
Estómago	5 (26,7)
Bazo	5 (26,7)
Riñón	5 (26,7)
Colon	11 (73,3)
Reexpansión pulmonar n=16 (%)	13 (81,3)

Resultados de evolución: morbilidad y mortalidad

Respecto a la evolución postquirúrgica, se hizo patente la reexpansión pulmonar en el 81,3% de los pacientes.

La mortalidad fue del 10%.

Se observó algún tipo de complicación (o morbilidad) en el 75% de los casos. Las complicaciones más frecuentes fueron las de tipo cardiovascular que se constataron en 15 casos (75%), seguida de las respiratorias en 13 casos (65%), digestivas (50%), hematológicas en 6 casos (30%) e infecciosas en 2 casos (10%).

En cuanto a las complicaciones que aparecieron de forma temprana fueron: neumotórax en el 25% (40% prequirúrgicos y 60% postquirúrgicos), derrame pleural en el 20%, quilotórax en el 5,9%, derrame pericárdico en el 5% y perforación intestinal en el 11,8%. Precisaron reintervención el 17,6%. Se constató HP en el 40% e

hipotensión arterial en el 35% de los casos. Así mismo, presentaron sepsis el 11,8% y

anemia el 35,3%. *Ver tabla 6.*

Tabla 6: Mortalidad y Morbilidad n (%)	
Mortalidad (%)	2 (10)
Morbilidades de aparición precoz	
Neumotórax (n=15)	*5 (25)*
Derrame pleural (n=16)	*4 (20)*
Quilotórax (n=16)	*1 (5,9)*
Perforación intestinal (n=17)	*2 (11,8)*
Derrame pericárdico (n=20)	*1 (5)*
Hipertensión pulmonar (n= 20)	*8 (40)*
Hipotensión arterial (n=20)	*7 (35)*
Sepsis (n=17)	*2 (11,8)*
Anemia (n=17)	*6 (35,3)*
Morbilidades de aparición tardía n=20	
Colestasis (n=17)	*3 (17,6)*
ERGE (n=17)	*5 (29,5)*
Enfermedad Pulmonar Crónica (n=17)	*3 (17,6)*
Leucomalacia Periventricular	*0 (0)*
Hemorragia cerebral	*0 (0)*

Respecto a las morbilidades tardías, se detectó colestasis en el 17,6%, ERGE

en el 29,4% y EPC en el 17,6% de los pacientes. No se objetivó ningún caso de

leucomalacia periventricular (LMPV) ni hemorragia cerebral superior a grado 1 en

ninguno de los casos. *Ver tabla 6.*

Estudio de relación entre factores de riesgo y variables de resultado

El estudio de la relación entre factores de riesgo como edad al
diagnóstico (prenatal vs postnatal), polihidramnios, herniación hepática, herniación de
estómago, HP (confirmada por IT) y el hallazgo de hipoplasia pulmonar, con variables de
resultados como éxitus, complicaciones y EPC, mostró los siguientes resultados *(ver
tablas 7, 8 y 9):*

- El diagnóstico prenatal aumentó 3 veces el riesgo de éxitus, aunque el RR
incluye la unidad y no se obtiene significación estadística (p=0,447).

- La detección de polihidramnios aumentó la probabilidad de éxitus con un
riesgo relativo incalculable y una p casi significativa (p=0,058).

- La herniación hepática, la HP (confirmada por IT) y el hallazgo de
hipoplasia pulmonar aumentaron el riesgo de complicaciones, aunque de forma no
significativa.

- Los casos diagnosticados prenatalmente presentaron 6,5 veces más
probabilidades de desarrollar EPC que los casos con diagnóstico postnatal (aunque de
forma no significativa con p=0,121). En este mismo sentido, la herniación hepática y de
estómago se asociaron a una probabilidad 2,8 veces mayor de presentar EPC, aunque
de forma no significativa (p=0,47 para ambos supuestos).

Tabla 7: RN con diagnóstico de HDC. Frecuencia y factores asociados a complicaciones			
	Complicaciones % (Número)	RR (IC95%)	P
Edad al diagnóstico			
prenatal <25 sg	0,0 (0/1)	-	
prenatal >25 sg	100,0 (3/3)	-	
postnatal inmediato (1ddv)	60,0 (6/10)	-	
postnatal precoz (2-15 ddv)	0,0 (0/0)	-	
postnatal tardío (>15 ddv)	100,0 (2/2)	-	
Edad al diagnóstico			
prenatal	75,0 (3/4)	1,1 (0,6 – 2,3)	n.s.
postnatal	66,7 (8/12)	1	
Polihidramnios			
Si	66,7 (2/3)	1,0 (0,4 – 2,4)	n.s.
No	66,7 (8/12)	1	
Hernia hepática			
Si	100,0 (4/4)	2,0 (1,1 – 3,7)	0,221
No	50,0 (5/10)	1	
Hernia de estómago			
Si	50,0 (2/4)	0,7 (0,2 – 2,1)	0,58
No	70,0 (7/10)	1	
Hipoplasia pulmonar			
Si	71,4 (10/14)	1,4 (0,3 - 5,9)	n.s.
No	50,0 (1/2)	1	
Hipertensión pulmonar			
Si	100,0 (6/6)	2,0 (1,1 - 3,7)	0,093
No	50,0 (5/10)	1	

RR: Riesgo relativo; IC95%: Intervalo de Confianza al 95%; P: nivel de significación estadística; n.s.: no significativo.

Tabla 8 : Frecuencia y factores asociados a éxitus en los RN con diagnóstico de HDC	Éxitus % (Número)	RR (IC95%)	P
Edad al diagnóstico			
prenatal <25sg	0,0 (0/1)	-	-
prenatal >25 sg	25,0 (1/4)	-	
postnatal inmediato (1ddv)	9,1 (1/11)	-	
postnatal precoz (2-15ddv)	0,0 (0/1)	-	
postnatal tardío (>15 ddv)	0,0 (0/3)	-	
Edad al diagnóstico			
Prenatal	20,0 (1/5)	3,0 (0,2 – 39,6)	0,447
Postnatal	6,7 (1/15)	1	
Polihidramnios			
Sí	40,0 (2/5)	Incalculable	0,058
No	0,0 (0/14)	1	
Hernia hepática			
Sí	0,0 (0/4)	-	-
No	0,0 (0/11)	-	
Hernia de estómago			
Sí	0,0 (0/4)	-	-
No	0,0 (0/11)	-	
Hipoplasia pulmonar			
Sí	11,8 (2/17)	-	-
No	0,0 (0/3)	-	-
Hipertensión pulmonar			
Sí	25,0 (2/8)	-	-
No	0,0 (0/12)	-	-
RR: Riesgo relativo; IC95%: Intervalo de Confianza al 95%; P: nivel de significación estadística.			

DISCUSIÓN

El presente estudio refuerza la importancia del diagnóstico prenatal en la HDC, dado que permite una mejor preparación para el manejo del recién nacido, lo que incluye el traslado a centros especializados y la optimización del tratamiento en las primeras horas de vida. La detección prenatal también ha demostrado ser un marcador pronóstico importante, especialmente cuando se asocia a otras condiciones como el polihidramnios o la herniación hepática.

En línea con estudios recientes, la tasa de supervivencia en nuestra serie fue superior a la reportada en otros estudios, con una mortalidad del 10% frente al 30% observado en revisiones internacionales. Esta diferencia podría deberse a la centralización de los casos en nuestro centro de nivel III y la implementación de protocolos estandarizados para el manejo quirúrgico y ventilatorio de estos pacientes.

A pesar de que muchos factores condicionan el pronóstico, la hipoplasia pulmonar y la HP son unos de los factores de riesgo mayores de mortalidad [7,8]. En nuestra serie ambos se asociaron a mayor probabilidad de complicaciones durante su curso evolutivo, pero no observamos un aumento de mortalidad ni de EPC.

El grado y la persistencia de HP pueden determinarse mediante ecocardiografía. Los estudios de Kerpuz y Giray [9,10,11] consideran el valor del diámetro diastólico final del VI (LVEDD <11 mm) así como el grado de HP como índices de mal pronóstico. Otros autores como Gabriel y Shaiza [12], incluyen también la disminución del volumen de eyección y del diámetro diastólico del VI.

Tal y como refieren Graham y Devin [13], es muy importante un abordaje multidisciplinar con una evaluación ecográfica prenatal que confirme el diagnóstico, descarte malformaciones asociadas [14], estudie la función cardiaca y perfile el pronóstico del feto o del RN. También deberían realizarse estudios genéticos, ya que alrededor del 44% de los casos se asocian a alteraciones cromosómicas, forman parte de un síndrome genético o presentan malformaciones concomitantes, siendo las malformaciones cardiacas, según la literatura, las más frecuentes [14,15]. En nuestro estudio un 45% presentaron malformaciones, pero, las más frecuentes fueron las digestivas (35%) seguidas de las cardiacas (25%).

En nuestro caso se realizó ecocardiografía en el 94,7% de los pacientes y se objetivó HP por IT en el 40% de los casos. No logramos objetivar otros índices de función cardiaca como fracción de eyección, fracción de acortamiento o el diámetro del VI. Se informó de hipoplasia pulmonar mediante pruebas de imagen en el 85%. En ningún caso se obtuvo el score LHR prenatal ni postnatal. Consideramos que tanto los índices de función cardiaca como el score LHR deberían implementarse en nuestra práctica clínica.

Así pues, coincidiendo con los datos bibliográficos [3,13,16], los casos de diagnóstico prenatal de nuestra serie se asociaron con mayor mortalidad (RR=3) y mayor riesgo de desarrollar EPC (RR=6,5) aunque el intervalo de confianza incluyó la unidad en el primero y no se logró la significación estadística en ninguno de los dos. La detección de polihidramnios aumentó la probabilidad de éxitus con un riesgo relativo incalculable y p casi significativa. En este sentido, la menor incidencia de la enfermedad obtenida en nuestro estudio (2 casos por 10.000 RN vivos) respecto a los datos de la literatura (3 casos por 1000 RN vivos) puede estar relacionado con una mayor prevalencia del procedimiento de interrupción del embarazo de causa médica. Además, la mayoría (80%) nacieron en hospitales de nivel II, tuvieron un diagnóstico postnatal y precisaron traslado al hospital de referencia con edad media al ingreso en UCIN de 3,6 días (±8,3). Así, consideramos que estos datos deberían mejorarse, ya que es prioritario que estos niños nazcan en hospitales de referencia con experiencia en esta patología, pues precisan un manejo específico al nacimiento (protocolo de reanimación), estabilización prequirúrgica adecuada (cuidados intensivos neonatales de calidad) y manejo quirúrgico exquisito y experimentado, lo que va a depender en parte de un diagnóstico prenatal. En este contexto, en el 2010 se creó el Consorcio Europeo ("CDH EURO Consortium"), para el estudio y tratamiento neonatal óptimo de estos pacientes con elaboración documento de consenso que fue revisado en 2015 [14,17,18].

Autores como Terui et al elaboraron un índice pronóstico basado en el puntaje del índice de Apgar 1 y el mejor Índice de Oxigenación (IO) en primeras 24h tras el nacimiento, ya que consideraron estos datos como predictores importantes de mortalidad [19,20]. En nuestra serie los valores medios del índice de Apgar 1/5 minutos, así como los valores medios de gasometría al ingreso fueron normales. No obtuvimos datos del IO y, por tanto, no se pudo aplicar este índice pronóstico.

En cuanto a la localización del defecto diafragmático, se describe en la literatura la menor prevalencia del lado derecho, alrededor de 14-25% [2,21], y su asociación a un peor pronóstico con mayor morbilidad [2], aunque respecto al aumento de mortalidad varía según los estudios [21]. En nuestra serie la prevalencia fue del 30% y se constató un curso más complicado, que incluyó mayor HP y necesidad de VAFO, terapia con inotrópicos, milrinona y óxido nítrico inhalado.

El tratamiento de la HDC es por tanto uno de los retos a los que ha de enfrentarse el neonatólogo y cirujano infantil [4,8]. En nuestro estudio, observamos complicaciones en el 75% de los casos. Es sabido que un tamaño grande del defecto, la necesidad de parche y la herniación de hígado se asocian a peor pronóstico. En nuestro estudio se objetivó herniación hepática en el 26,7% de los casos y ello duplicó el riesgo de complicaciones y aumento 2,8 veces, junto con la herniación de estómago, el riesgo de EPC, aunque de forma no significativa.

Las mejoras en su manejo incluyen la toracoscopia[4], la no aplicación rutinaria de tubo de drenaje[22] o la no utilización de parche salvo en defectos grandes, la ventilación mínimamente invasiva ("gentle ventilation") con hipercapnia permisiva, la VAFO[23,24], el empleo del óxido nítrico, el sildenafilo o la ECMO[24,25,26].

Todo ello ha contribuido a mejorar la supervivencia[9] que en nuestra serie alcanza el 90%.

Las principales limitaciones de nuestro estudio residen en la baja muestra incluida,

con solo 20 participantes debido a la baja prevalencia de la enfermedad y a que el

estudio se realiza en un solo centro hospitalario. Por otro lado, al tratarse de un estudio

retrospectivo la falta de registro de muchos datos en los informes de alta de los

pacientes es difícil de subsanar y limita la significación estadística de los resultados

obtenidos.

CONCLUSIONES

- La HDC es una patología grave que sigue siendo un desafío para el manejo neonatal. La hipoplasia pulmonar y la hipertensión pulmonar son los factores de mayor impacto en el pronóstico a corto y largo plazo.

- El diagnóstico prenatal es fundamental para mejorar el manejo perinatal, permitiendo una intervención temprana y adecuada en centros de referencia.

- La tasa de complicaciones en nuestro estudio fue alta, con un 75% de los pacientes experimentando alguna complicación postoperatoria, especialmente las de tipo respiratorio y cardiovascular.

- A pesar de la alta morbilidad, la mortalidad en nuestro centro fue menor que la reportada en la literatura, lo que resalta la importancia de un manejo multidisciplinar y estandarizado.

- Es necesario seguir investigando en nuevas terapias prenatales y postnatales que permitan mejorar el pronóstico de los pacientes con HDC .En nuestra casuística de HDC se detectó una menor tasa de mortalidad (10%) respecto a la literatura (30%).

- El diagnóstico prenatal y la detección de polihidramnios aumentaron las probabilidades de éxitus.

- Se observaron malformaciones asociadas en el 45% de los casos, y las más frecuentes fueron las de tipo digestivo (35%).

- Observamos una tasa de complicaciones similar a la literatura (75%): las más frecuentes fueron las complicaciones de tipo cardiovascular (75%), y las de tipo respiratorio (65%).

● La herniación hepática, la HP (confirmada por IT) y el hallazgo de
hipoplasia pulmonar aumentaron el riesgo de complicaciones.

● El diagnóstico prenatal, así como la herniación hepática o de estómago,
se asociaron a una mayor probabilidad de EPC.

● La HDC es una importante patología médico-quirúrgica neonatal en la
que es importante conocer la casuística de nuestra unidad, estudiar los factores
pronósticos y establecer líneas de mejora en su manejo y atención.

BIBLIOGRAFÍA

1.   Hedrick HL. Management of prenatally diagnosed congenital diaphragmatic   hernia. Semin Pediatr Surg. 2013;22:37-43

2.   Herkert L, Smith H, Peranteau WH, Partridge EA, Rintoul NE, Flake AW, et al. Right- versus left-sided congenital diaphragmatic hernia: a comparative outcomes analysis. J Pediatr Surg. 2016;51:900-902

3.   García-Posada R, Gómez O, Martínez JM, Puerto B, Gratacós E. Congenital diaphragmatic hernia: Prognosis and current status of fetal therapy. A practice guideline .Diagnostico Prenat.2012;23:126-133

4.   Moya FR, Lally KP. Evidence-Based Management of Infants with Congenital Diaphragmatic Hernia.Seminaris in Perinatology.2005; 29:112–117

5.   Reiss I, Schaible T, Van den Hout L, Capolupo I, Allegaert K, Van Heijst A, et al. Standardized postnatal management of infants with congenital diaphragmatic hernia in Europe: the CDH E URO Consortium consensus. Neonatology.2016;110:66-74

6.   Burgos CM, Frenckner B. Addressing the hidden mortality in CDH: A population-based study. J Pediatr Surg. 2017;52:522–525

7.   Wong M, Reyes J, Lapidus-Krol E, Chiang M, Humpl T, Al-Faraj M, et al.

Pulmonary hypertension in congenital diaphragmatic hernia patients: Prognostic

markers and long-term outcomes. J Pediatr Surg [en línea] [fecha de consulta 1-III-2019].

Disponible en: https://doi.org/10.1016/j.jpedsurg.2018.02.015

8.   Van Mieghem T, Russo FM, Engels A, de Catte L, Devlieger R, Lewi L, et al.

Congenital Diaphragmatic Hernia. En: Copel JA, D'Alton ME, Feltovich H, Gratagos E,

Odibo A, et al (eds).Obstetric Imaging: Fetal Diagnosis and Care.2ª ed. Philadelphia:

Ediciones Elsevier; 2017.p.124-129

9.   Karpuz D, Giray D, Celik Y, Hallioglu O. Prognostic markers in congenital

diaphragmatic hernia: Left ventricular diameter and pulmonary hypertension. Pediatr

Int.2018;60:122–126

10.   Ameis D, Khoshgoo N, Keijzer R. Abnormal lung development in

congenital diaphragmatic hernia. Semin Pediatr Surg.2017;26:123-128

11.   Rottier R, Tibboel D. Fetal lung and diaphragm development in congenital

diaphragmatic hernia.Semin Perinatol.2005;29:86–93

12.   Altit G, Bhombal S, Meurs K Van, Tacy TA. Diminished Cardiac

Performance and Left Ventricular Dimensions in Neonates with Congenital

Diaphragmatic Hernia. Pediatr Cardiol [en línea] [fecha de consulta 8-IV-2019].

Disponible en: http://dx.doi.org/10.1007/s00246-018-1850-7

13. Graham G, Devine PC. Antenatal diagnosis of congenital diaphragmatic hernia. Semin Perinatol.2005;29:69–76

14. Hu X, Liu B. Clinical Picture bochdalek hernia.Lancet.2018; 392: 60

15. Thébaud B, Azancot A, de Lagausie P, Vuillard E, Ferkadji L, Benali K, et al. Congenital diaphragmatic hernia: antenatal prognostic factors. Does cardiac ventricular disproportion in utero predict outcome and pulmonary hypoplasia? Intensive Care Med [en línea] [fecha de consulta 20-III-2019]. Disponible en : http://www.ncbi.nlm.nih.gov/pubmed/9407242

16. Snoek KG, Capolupo I, Morini F, van Rosmalen J, Greenough A, van Heijst A, et al. Score for Neonatal Acute Physiology-II Predicts Outcome in Congenital Diaphragmatic Hernia Patients. Pediatr Crit Care Med [en línea] [fecha de consulta 10-IV-2019]. Disponible en: http //insights .ovid.com /crossref?an =00130478-201606000-00008

17. Barroso C, Correia-Pinto J. Perioperative Complications of Congenital Diaphragmatic Hernia Repair. Eur J Pediatr Surg.2018;28 :141–147

18. Snoek KG, Reiss IKM, Greenough A, Capolupo I, Urlesberger B, Wessel L, et al. Standardized Postnatal Management of Infants with Congenital Diaphragmatic

Hernia in Europe: The CDH EURO Consortium Consensus - 2015 Update. Neonatology. 2016; 110:66–74

19.   Kanamori Y, Okuyama H, Yoshida H, Inamura N, Takahashi S, Hayakawa M, et al. Risk stratification for congenital diaphragmatic hernia by factors within 24 h after birth. J Perinatol. 2017;37:805–808

20.   Yamoto M, Inamura N, Terui K, Nagata K, Kanamori Y, Hayakawa M, et al. Echocardiographic predictors of poor prognosis in congenital diaphragmatic hernia. J Pediatr Surg. 2016;51:1926-1930

21.   Puri P, Pierro A, Zani-Ruttenstock EM, Garriboli M, Duess JW, Hoellwarth ME. Outcome of right-sided diaphragmatic hernia repair: a multicentre study. Pediatr Surg Int.2015;31:465–71

22.   Schlager A, Arps K, Siddharthan R, Clifton MS. Tube Thoracostomy at the Time of Congenital Diaphragmatic Hernia Repair: Reassessing the Risks and Benefits. J Laparoendosc Adv Surg Tech. 2017;27:311–317

23.   Van den Hout L, Schaible T, Cohen-Overbeek TE, Hop W, Siemer J, van de Ven K, et al. Actual outcome in infants with congenital diaphragmatic hernia: the role of a standardized postnatal treatment protocol. Fetal Diagn Ther.2011;29:55–63

24.   Snoek KG, Capolupo I, Van Rosmalen J, De Jongste-Van Den Hout L,

Vijfhuize S, Greenough A, et al. Conventional mechanical ventilation versus high-frequency oscillatory ventilation for congenital diaphragmatic hernia. A randomized clinical trial (The VICI-trial). Ann Surg. 2016;263: 867-874

25.   Schaible T, Büsing KA, Felix JF, Hop WCJ, Zahn K, Wessel L, et al. Prediction of chronic lung disease, survival and need for ECMO therapy in infants with congenital diaphragmatic hernia: additional value of fetal MRI measurements? Eur J Radiol. ;81:1076–82

26.   Vijfhuize S, Schaible T, Kraemer U, Cohen-Overbeek TE, Tibboel D, Reiss I. Management of pulmonary hypertension in neonates with congenital diaphragmatic hernia. Eur J Pediatr Surg. 2012;22:374–383

NOTAS